RÉFLEXIONS ET OBSERVATIONS

SUR LE TRAITEMENT

DES

RÉTRÉCISSEMENTS

DE L'URÈTRE,

PAR

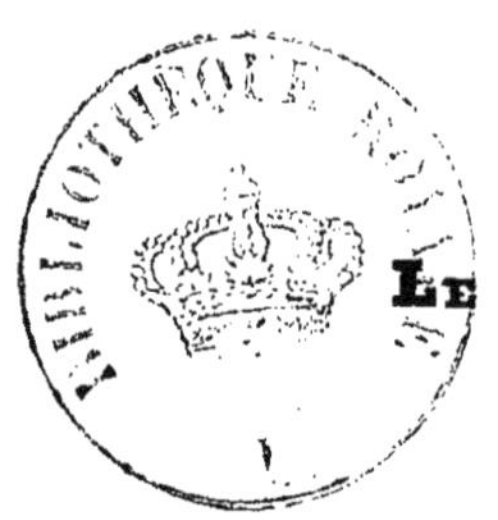

LE DOCTEUR J. BÉNIQUÉ.

PARIS.

IMPRIMERIE DE BOURGOGNE ET MARTINET,

RUE JACOB, 30.

1844

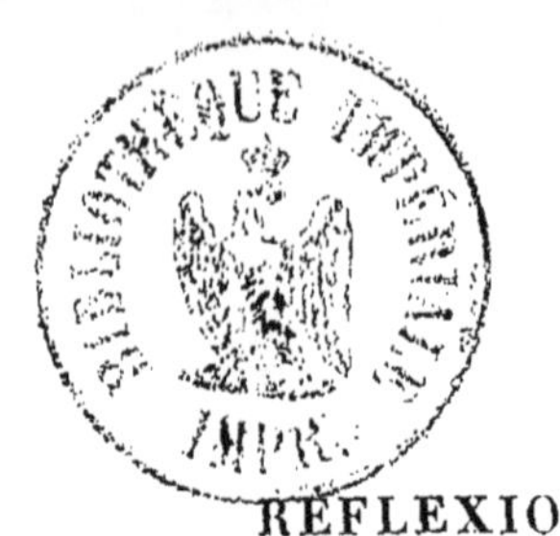

RÉFLEXIONS ET OBSERVATIONS

SUR

LE TRAITEMENT DES RÉTRÉCISSEMENTS DE L'URÈTRE.

Préoccupés à juste titre des graves accidents qui sont souvent la conséquence des rétrécissements de l'urètre, les chirurgiens ont fait, pour éclairer l'histoire de cette affection, des recherches multipliées.

Loin d'avoir été stériles, ces travaux ont détruit beaucoup d'erreurs et enrichi la science de données importantes. Leur conclusion seule, c'est-à-dire la partie thérapeutique, me paraît laisser beaucoup à désirer.

Mon but n'est point ici de publier un traité dogmatique; d'exposer la structure et la disposition anatomique de l'urètre, l'évolution des altérations et des phénomènes morbides qui peuvent affecter non seulement l'urètre, mais la vessie et les parties supérieures de l'appareil urinaire; d'insister longuement sur les perturbations qu'apporte le rétrécissement dans la fonction dont le mécanisme est lésé et dans la santé générale. N'envisageant aujourd'hui que le côté essentiellement pratique de la question, j'essaierai de présenter les résultats auxquels j'ai été conduit par une expérience de dix années, convaincu qu'ils rendront beaucoup plus simple et plus facile la guérison, objet jusqu'ici de tant d'efforts.

Un grand nombre de méthodes ont été proposées pour guérir les rétrécissements de l'urètre; mais le praticien peut-il sans quelque hésitation déterminer le choix qu'il doit faire entre elles?

Lorsqu'il consulte les traités les plus récents de pathologie chirurgicale, y trouve-t-il des préceptes certains propres à le guider dans sa conduite auprès des malades? Si, laissant de côté les traités généraux pour recourir aux monographies, il demande à chaque auteur ce qu'il faut penser de ces diverses méthodes, et surtout ce qu'il convient de faire dans un cas donné, chaque auteur lui répond par une théorie qui lui est propre; chaque auteur a sur ce point sa thérapeutique : de là des opinions absolues, exclusives, plus ou moins ingénieuses sous le rapport scientifique, mais d'une médiocre utilité pour celui qui veut, avant tout, guérir son malade.

D'où vient cette incertitude? De tous les systèmes qui ont été imaginés, aucun n'aurait-il paru assez avantageux pour mériter une préférence motivée?

Il s'agit cependant d'une maladie très commune, parfois fort grave. Son origine, son développement, les modifications variées qu'elle produit dans les tissus organiques, ne sont plus un mystère. Puis donc que des éléments du problème aucun ne fait défaut, les partisans de toutes les innovations que nous avons vues se succéder ne seraient-ils pas arrivés à des solutions contradictoires, parce qu'ils ont perdu de vue un principe qui devait les diriger dans leurs recherches?

Les rétrécissements diffèrent beaucoup par leur forme et leur organisation anatomique, mais ils se ressemblent par leurs effets. Ils ont tous pour résultat commun de diminuer de plus en plus le diamètre de l'urètre ; de là deux ordres de symptômes.

Le premier comprend toutes les modifications de la miction jusqu'à la rétention complète de l'urine dans la vessie.

Le second embrasse tous les phénomènes morbides qui résultent de l'excrétion imparfaite du liquide urinaire. On sait, en effet, que la gêne apportée à l'accomplissement de cette fonction ne peut se prolonger sans léser les parois du conduit qui s'étend entre la vessie et l'obstacle. Car cette portion du canal est presque continuellement en contact avec une certaine quantité d'urine arrêtée derrière le rétrécissement ; ce liquide s'altère et irrite la membrane muqueuse, condamnée dès lors à un état d'inflammation chronique presque constant. De temps à autre, quelquefois sans cause apparente, le plus souvent par suite d'un excès de table ou de fatigue, l'inflammation passe à l'état aigu. Sous cette nouvelle influence, la sécrétion purulente augmente au point de simuler un écoulement contagieux ; puis, au bout de quelques jours de repos et de régime, la douleur diminue ainsi que l'écoulement; mais il est rare que ce dernier disparaisse complétement.

A ces désordres locaux il faut souvent ajouter une tristesse profonde et le dégoût de la vie, devenue insupportable par les souffrances et l'incapacité qu'ils entraînent avec eux.

Tels sont les principaux symptômes des rétrécissements de l'urètre. Comme leur développement est ordinairement lent et progressif, ils marchent presque à l'insu du malade, qui éloigne encore, soit par incurie, soit par appréhension d'un traitement qu'on lui a peint sous des couleurs très sombres, le moment où il consultera un médecin.

Ces effets divers sont la conséquence mécanique et physiologique de la difformité accidentelle de l'urètre ; et en rétablissant le diamètre naturel de ce conduit, on les fera nécessairement disparaître. Sur ce point tout le monde est d'accord ; mais pour arriver au but, les moyens varient, et, celui-ci une fois atteint, chacun se glorifie des succès obtenus en suivant son système, lui attribuant sur tous les autres une incontestable supériorité.

Mais en admettant que le résultat fût identique quelle que soit la méthode employée, ne faudrait-il pas encore se demander si toutes ces méthodes sont également bonnes; si, par exemple, quelques unes d'entre elles n'exposent pas le malade à des accidents plus ou moins graves ; si la guérison est également durable dans tous les cas ; enfin si les récidives ne présentent pas des caractères particuliers, selon qu'on a suivi tel ou tel traitement.

Fort compliquée en apparence, cette discussion se simplifie singulièrement, si l'on tient compte d'un principe très important : c'est que, de toutes les combinaisons thérapeutiques qui ont été proposées, aucune ne permet d'obtenir une guérison radicale, dans l'acception absolue de ce mot. Assurément, à la fin du traitement les symptômes de la maladie auront disparu ; mais en général cet état satisfaisant ne se maintiendra qu'à la condition que pendant un certain temps, et à des intervalles de plus en plus éloignés, on continuera à introduire dans l'urètre des instruments d'un volume convenable. Telle est du moins l'opinion unanime des praticiens les plus éclairés et les plus consciencieux.

En dehors de ce principe, toute appréciation thérapeutique est impossible. Je ne fais pas ici, remarquons-le bien, une réserve au profit de la méthode que j'emploie et dont je donnerai tout-à-l'heure la description ; car j'ai appris par expérience, et je le dirai plus tard, que si l'on peut espérer, pour les rétrécissements de l'urètre, des cures vraiment radicales, c'est elle qui offre le plus de chances de produire ce résultat.

Guérir un rétrécissement signifiera donc pour nous amener le malade à ce point que, délivré de tous les symptômes de la maladie, il puisse facilement s'introduire une bougie de huit à neuf millimètres. De tous les traitements, celui-là sera le meilleur qui le plus sûrement et avec le moins de douleur opérera cette importante transformation.

Poser ainsi la question, c'est évidemment faire un grand pas vers la connaissance de la vérité. Dès lors le but étant bien défini, il devient facile pour chacun d'apprécier à leur juste valeur les divers moyens qui peuvent y conduire : aussi, dans cet opuscule, ne m'attacherai-je pas à critiquer les travaux de mes prédécesseurs. Je me bornerai à exposer le mode de traitement qui m'a été enseigné plus encore, je l'avoue, par l'expérience que par le raisonnement; et je m'efforcerai de démontrer que s'il est très avantageux pour les malades, c'est parce qu'il satisfait avec une grande simplicité aux conditions réelles du problème.

La méthode que j'ai adoptée se rapproche beaucoup de celle qui est généralement connue sous le nom de dilatation. Appliquée à la guérison des rétrécissements, cette expression a successivement désigné des procédés fort différents. Le temps n'est pas loin de nous où Dupuytren, dans son service, consacrait aux individus affectés de cette maladie une salle particulière. Là, à mesure qu'ils entraient, on les soumettait en général à une loi commune. Aussitôt qu'une sonde avait pu pénétrer dans la vessie, elle y restait à demeure ; on ne la retirait que pour la remplacer par une plus grosse. On arrivait ainsi jusqu'à un diamètre de six à huit millimètres.

Enfin, pour rendre la guérison plus durable, on laissait la plus grosse sonde cinq à six jours dans l'urètre.

Pour ceux donc qui se reporteraient à cette époque, le traitement par la dilatation serait le séjour au lit, le repos absolu pendant un mois ou six semaines. A quoi il faut ajouter tous les accidents qui peuvent être la conséquence de cette pratique. Ils sont trop connus pour que j'en fasse le sujet d'une discussion approfondie; je me bornerai à consigner ici une observation qui ne me paraît pas entièrement dépourvue de vérité.

Les inconvénients qui résultent du séjour d'une sonde dans la vessie se produisent chez les divers individus en raison directe de la susceptibilité de leur système nerveux. Cette propriété vitale ne serait-elle pas jusqu'à un certain point sous la dépendance du genre de vie et des habitudes hygiéniques des malades? Toujours est-il qu'à plusieurs reprises ayant essayé d'appliquer en ville la dilatation permanente, j'en ai obtenu des résultats bien plus fâcheux que ceux que j'avais constatés dans les hôpitaux sur des hommes habitués en général aux plus rudes travaux. On conçoit aisément la répugnance que ce genre de traitement devait inspirer aux malades, et peut-être est-ce là l'origine de toutes les inventions par lesquelles on a essayé de le remplacer.

La pratique de la lithotritie a beaucoup contribué à améliorer l'emploi de la dilatation. On sait que pour le succès de cette opération il est nécessaire de faire préalablement disparaître les strictures de l'urètre. Ce n'est pas que pour broyer la pierre on soit forcé d'employer des instruments volumineux; je crois même avoir démontré que sous un très petit diamètre on peut leur donner une grande résistance, et s'assurer que celle-ci ne sera pas dépassée pendant l'opération; mais il importe que les fragments et le détritus ne soient arrêtés dans leur sortie par aucun obstacle. Or, la sonde réagit d'une manière si fâcheuse sur la vessie déjà irritée par la présence du calcul, qu'on dut renoncer à la laisser à demeure dans l'urètre. On essaya donc la dilatation temporaire, en bornant à une heure ou deux le séjour de la bougie; et comme les résultats de cette innovation furent satisfaisants, on l'étendit au traitement général des rétrécissements par la dilatation. Cette pratique est encore aujourd'hui la plus usitée. Quant à moi, après quelques essais de moyens mécaniques qui, dans leur application, ne justifièrent pas toutes mes espérances, je la suivis presque exclusivement jusqu'en 1839. Mais vers cette époque je fus conduit à modifier beaucoup mes idées; et depuis près de six ans chaque jour m'a de plus en plus démontré l'utilité de la méthode que je vais exposer.

Je donnais des soins à un malade affecté d'un écoulement chronique peu abondant, mais fort ancien. Je soupçonnai l'existence d'une altération de l'urètre; et en effet, une bougie de trois millimètres fut arrêtée à douze centimètres environ du méat par un obstacle d'une grande sensibilité. Puis une bougie de deux millimètres l'ayant franchi, je me disposai à la laisser séjourner une heure; mais le malade se plaignit de ressentir une douleur très vive qui s'exaspérait au lieu de diminuer; et des spasmes nerveux étant venus justifier, du moins en partie, ces assertions, je me décidai à retirer l'instrument qui les provoquait.

Plusieurs fois je renouvelai les mêmes tentatives sans plus de succès. Je savais cependant que le seul moyen de faire disparaître l'écoulement était de dilater le rétrécissement; enfin, à la quatrième séance, voyant la douleur cesser aussitôt que je retirais la bougie, j'essayai d'en introduire une seconde qui était seulement plus grosse d'un quart de millimètre. Elle passa facilement. Le lendemain, nouvelle introduction de cette seconde bougie, qui fut suivie d'une troisième; et en continuant ainsi, c'est-à-dire sans laisser jamais les bougies plus d'une demi-minute dans l'urètre, j'arrivai sans le moindre accident, sans déterminer la plus légère irritation, à un diamètre de huit millimètres.

Ce fait me frappa beaucoup. A dater de ce moment je traitai ainsi presque tous les rétrécissements que je rencontrai, et aujourd'hui je crois pouvoir affirmer qu'aucune autre méthode n'offre autant d'avantages et aussi peu d'inconvénients.

Je n'ignore point toutes les objections que je dois soulever. On pensera d'abord que le passage d'une bougie à une autre plus grosse doit s'effectuer violemment; et pourtant personne plus que moi n'est convaincu que, dans ces maladies, la violence est toujours nuisible, et retarde souvent la guérison au lieu de l'accélérer : aussi, avant de citer des faits à l'appui de mon opinion, j'ai hâte de dire comment je procède.

Pour ne point compliquer hors de propos cette discussion, je supposerai vaincues les premières difficultés du traitement. Étant donné, par exemple, un rétrécissement de trois millimètres, il s'agit de l'amener graduellement à une dilatation de huit à neuf millimètres.

Évidemment la bougie de trois millimètres ne pourra être remplacée par une autre plus grosse, qu'autant que leurs diamètres différeront seulement d'une très petite quantité. La division de dix millimètres en trente diamètres, d'après laquelle chaque bougie diffère de la suivante d'un tiers de millimètre, convenable seulement dans quelques cas faciles, rendrait souvent la méthode inapplicable. J'ai adopté comme suffisamment lente, le plus ordinairement, une progression par sixième de millimètre; en sorte que l'intervalle de zéro à dix millimètres comprend soixante numéros également espacés.

Il faut d'abord soigneusement tenir compte du degré de facilité avec laquelle a été précédemment introduite la bougie de trois millimètres, qui correspondrait, dans la nouvelle division, au numéro dix-huit. Pour peu que cette opération ait été difficile en débutant par elle, on développerait de la douleur, de l'irritation, et tout progrès ultérieur serait interdit pour le moment; mais au contraire si l'on commence par faire pénétrer dans le rétrécissement trois ou quatre numéros inférieurs au numéro dix-huit, celui-ci passera facilement, et presque toujours il pourra être suivi du numéro dix-neuf. Loin d'être pour le malade une cause de douleur, l'introduction successive de bougies convenablement graduées rend infiniment moins pénible le cathétérisme avec un instrument qui doit rencontrer quelque résistance. C'est un fait que la pratique seule peut rendre évident ; le démontrer plus amplement m'est complétement impossible.

Il n'est pas toujours nécessaire de suivre rigoureusement la progression par sixième de millimètre. Souvent on peut sans inconvénient franchir un ou deux numéros de la filière. L'habitude rend cette appréciation ordinairement facile ; mieux vaut toutefois excès de prudence qu'une trop grande précipitation.

Chez les malades qui n'ont encore subi aucun traitement, la dilatation s'opère en général avec une extrême simplicité ; et bien que je sache avec quelle excessive réserve il faut, en médecine, faire usage des termes absolus, je dois dire qu'ayant déjà soigné un grand nombre de sujets appartenant à cette catégorie, je n'ai pas rencontré une seule exception.

Ceux, au contraire, sur lesquels on a pratiqué diverses opérations, principalement si l'on a fait usage et abus de la cautérisation, se trouvent dans des conditions beaucoup moins favorables. Souvent on est forcé de laisser les bougies plus ou moins longtemps dans l'urètre pour arriver sans violence à une dilatation de deux à trois millimètres. Parfois aussi on rencontre de temps à autre des points d'arrêt qui ne se laissent franchir qu'après plusieurs séances infructueuses. Il faut alors s'armer de patience, et multiplier la division des bougies.

La distinction que je viens d'établir entre les rétrécissements cautérisés antérieurement et ceux qui ne l'ont point été, cessera d'étonner, si l'on considère qu'après la cautérisation il existe nécessairement, au niveau du point rétréci, une couche plus ou moins épaisse de tissu inodulaire, et que ce tissu possède des propriétés toutes spéciales. Quel chirurgien n'a remarqué sa tendance constante à revenir sur lui-même? Acquis depuis longtemps à la pratique, ce fait n'est-il pas mis à profit toutes les fois que l'on veut rétrécir les orifices de certains conduits fistuleux? En vain cherche-t-on à étendre les brides, les cicatrices : elles se rétractent lentement, mais avec une énergie proportionnée à l'épaisseur des parties qui ont été primitivement détruites ou enlevées.

Au contraire, lorsque les tissus ont conservé leur structure normale, ils ne peuvent, malgré leur élasticité, supporter une distension considérable sans éprouver une modification et perdre partiellement la propriété de réagir. Voyez les parois de l'abdomen après la grossesse ou la guérison d'une ascite, voyez la peau qui, pour recouvrir certaines tumeurs, s'est agrandie à ce point qu'on est obligé d'en retrancher une partie.

Les conduits muqueux n'échappent point à cette règle. On sait quelles difficultés apporte à l'accouchement, chez les primipares, la résistance des parties externes de l'organe de la génération ; c'est même une des causes qui réclament fréquemment l'emploi du forceps. Au second accouchement les conditions sont différentes ; l'orifice vulvaire livre facilement passage à la tête du fœtus ; et cependant, remarquons-le bien, la distension antérieure qui a opéré ce changement n'a duré que quelques instants.

Je multiplierais inutilement les exemples à l'appui de cette proposition, à savoir : que les tissus sains, lorsqu'ils ont été soumis à une distension qui dépasse les limites de leur extensibilité naturelle, ne reviennent jamais complétement sur eux-mêmes, tandis que le tissu inodulaire conserve constamment sa propriété rétractile.

Si nous appliquons aux rétrécissements de l'urètre ces principes généraux, deux objections se présentent :

1° La cautérisation ne produit pas une escarre et du tissu de cicatrice.

2° Les tissus qui forment le rétrécissement ne sont plus à l'état normal.

Remarquons d'abord que le caustique, en contact avec les parties vivantes, obéit tout simplement aux lois de l'affinité chimique. Lorsqu'on le voit produire une escarre toutes les fois qu'il est appliqué sur une plaie, sur un ulcère, sur une membrane muqueuse, n'est-on pas en droit de conclure qu'il agit de même à la surface de l'urètre ?

La seconde objection n'est certainement pas dépourvue de fondement, et c'est précisément pour cela que la dilatation ne donne pas toujours une guérison absolue, c'est-à-dire à l'abri de toute récidive; mais ces récidives seront d'autant plus à craindre que le tissu de l'urètre aura été plus altéré. Tous nos soins doivent donc tendre à faire perdre le moins possible à ce tissu ses propriétés normales. En nous écartant de cette règle, nous devons nécessairement nous attendre à ce que, si la maladie se reproduit, comme c'est l'ordinaire, elle se représentera à nous caractérisée par des complications qui rendront le second traitement beaucoup plus pénible que le premier.

Depuis que j'ai mis ces idées en pratique, j'ai eu fréquemment à me louer de l'emploi des bougies métalliques, principalement quand je rencontrais des cas très difficiles. Mais alors, fidèle à mon principe d'éviter par-dessus tout la violence, je faisais souvent usage d'instruments dont les diamètres différaient à peine d'un douzième de millimètre. Je n'essaierai point de déterminer *à priori* dans quelles occasions conviennent les bougies élastiques ou métalliques ; mon seul guide à ce sujet, c'est la sensibilité particulière des malades. Les premières développent-elles pendant leur introduction une douleur insolite, je me servirai des secondes; et réciproquement. Une seule tentative n'est pas toujours suffisante pour juger lesquels sont les moins douloureux, des instruments flexibles ou rigides. Approprier la courbure de ceux-ci à chaque individu, voilà le point essentiel. Si cette indication a été négligée, on provoquera de la douleur, qu'avec un peu plus de soin on eût souvent évitée.

Remarquons encore à ce propos combien il est avantageux d'introduire à chaque séance plusieurs bougies graduées d'une manière presque insensible. C'est surtout lorsque l'on se sert des instruments rigides que la perfection du manuel opératoire devient absolument nécessaire. Assurément le chirurgien, depuis qu'il a commencé le traitement, a dû observer très exactement la conformation particulière du malade, le nombre, la nature et la position des divers obstacles; mais comment ne pas reconnaître que trois ou quatre opérations faciles lui permettant d'étudier, pour ainsi dire, de nouveau ces détails importants, de modifier encore, s'il y a lieu, la forme des bougies, de déterminer avec un soin minutieux la direction qu'il doit leur donner, le placeront dans des conditions singulièrement favorables au moment où il va peut-être rencontrer quelques difficultés? Le succès du cathétérisme ne dépend-il pas presque toujours de l'observation des nuances les plus minimes?

Quelques exemples m'aideront à préciser les points qui, dans cette exposition, auraient pu paraître trop peu explicites.

PREMIÈRE OBSERVATION.

Rétrécissement fort ancien : guérison en six semaines au moyen des bougies graduées. Légère inflammation occasionnée parce que le malade se trouva accidentellement forcé de garder une bougie dans l'urètre pendant une heure et demie.

M. N —, habitant les colonies françaises, vint à Paris vers les premiers jours de juin 1841 pour s'y faire traiter d'une affection des voies urinaires qui depuis plusieurs années le tourmentait cruellement.

Ce malade, âgé de soixante-deux ans, était doué d'une bonne constitution et d'un tempérament bilieux et sanguin. Il avait eu plusieurs blennorrhagies qui guérirent dans l'espace de deux à trois mois. En 1830, il contracta un nouvel écoulement; mais celui-ci résista à tous les moyens employés pour le combattre. L'année suivante, M. N — s'aperçut qu'il urinait moins librement, et cette difficulté s'accrut progressivement, à ce point qu'en 1832 les besoins d'uriner se manifestaient presque tous les quarts d'heure; ils n'étaient qu'incomplétement satisfaits, et nombre de fois chaque nuit ils interrompaient le sommeil.

Cependant l'écoulement n'avait point cessé : si parfois il diminuait, peu de temps après il reparaissait avec plus d'abondance que jamais.

Ces alternatives faisaient le désespoir du malade. Comme toutes ses souffrances dataient de la dernière blennorrhagie, il ne doutait pas qu'elles ne fussent entretenues par la même cause. A peine se laissait-il aller à l'espoir qu'elle allait disparaître, qu'aussitôt ses illusions s'évanouissaient, et il retombait dans le découragement.

C'est ainsi qu'il vécut jusqu'en 1841. Je ne dirai point toutes les médications auxquelles il eut recours pendant ce laps de temps : remèdes internes, injections de toute espèce, et même avec du sublimé à haute dose, etc.

Suffisamment éclairé sur la nature de la maladie, j'introduisis dans l'urètre une bougie cylindrique très souple, de trois millimètres de diamètre. Elle s'arrêta à onze centimètres et demi et provoqua un peu de douleur. Une bougie de deux millimètres rencontra la même résistance, et ne doutant plus de l'extrême étroitesse de l'obstacle, ce que du reste les symptômes fonctionnels rendaient plus que probable, je laissai reposer le malade.

Le lendemain, j'essayai le cathétérisme avec des bougies souples et déliées, en changeant plusieurs fois, au lieu d'insister, quand elles ne paraissaient pas devoir pénétrer.

Après cinq minutes de tentatives infructueuses, je m'arrêtai : il sortit une gouttelette de sang; le malade avait très peu souffert. Je passe rapidement sur les détails qui ne se rattachent pas directement à la thèse que je soutiens. Je me bornerai donc à dire qu'à la quatrième séance seulement, après des essais variés, multipliés, mais dans lesquels je n'employai jamais la violence, je franchis l'obstacle avec une bougie dont le diamètre était d'environ un millimètre et quart. Elle était un peu serrée par le rétrécissement; néanmoins pour la retirer je n'eus besoin que d'une faible traction.

Le jour suivant, le malade pensait reconnaître dans son état une légère amélioration. Après quelque hésitation, j'introduisis dans la vessie la même bougie que la veille; puis la retirant aussitôt, je la remplaçai par une seconde. Celle-ci, il est vrai, n'était plus grosse que d'un sixième de millimètre. A la troisième séance de dilatation, les deux

BIBLIOTHÈQUE ROYALE

premières bougies furent suivies d'une troisième; puis je laissai de côté la première, la regardant comme inutile.

Pendant huit jours, je continuai ainsi, supprimant la bougie inférieure à mesure que j'étais parvenu à en introduire une plus grosse, et n'ayant besoin, pour obtenir ce dernier résultat, que de deux introductions préparatoires. Je ne me servais plus que d'instruments cylindriques.

L'écoulement avait quelque peu diminué; l'émission de l'urine se faisait facilement et à des intervalles assez éloignés; les nuits étaient bonnes, et M. N., qui dans l'origine n'avait accepté qu'avec restriction les espérances que je lui donnais, commençait à ne plus douter du succès, lorsqu'un matin, au moment où je venais de faire pénétrer très facilement dans la vessie la dernière bougie de la séance (trois millimètres et demi environ), on introduisit dans l'appartement où nous étions une personne qui venait rendre visite au malade. Celui-ci ferma sa robe de chambre et je le quittai.

Le lendemain je compris au premier coup d'œil qu'un changement notable était survenu dans son état. Il devança mes questions en me disant qu'il n'allait pas bien. La veille, il avait éprouvé de fréquentes envies d'uriner; elles s'étaient prolongées pendant la nuit; il avait dormi d'un sommeil agité et s'était réveillé cinq ou six fois. J'avais annoncé que, les premières difficultés vaincues, tout irait de mieux en mieux, et les faits venaient donner à mes paroles un démenti formel.

A quelle cause devais-je attribuer cette brusque modification dans la marche du traitement? M. N. était naturellement très sobre; il avait souffert si longtemps et si cruellement, il désirait si vivement guérir qu'il se faisait un plaisir de rendre plus sévère le régime que je lui avais prescrit : aussi quand je lui demandai s'il avait fait quelque excès de table, de marche, etc., je m'attendais à une réponse négative; elle fut telle. Me rappelant alors la visite qui nous avait surpris la veille au matin, j'appris qu'elle s'était prolongée pendánt une heure et demie, et M. N. avait conservé sa bougie, attendant pour la retirer le moment où il serait seul.

Notre traitement fut suspendu pendant deux jours, au bout desquels les symptômes inflammatoires avaient complétement disparu; mais je n'hésitai point à reconnaître l'origine de leur développement dans le hasard qui avait fait garder une heure et demie la dernière bougie, bien que pendant ce temps elle n'eût provoqué aucune douleur.

Quelle que fût au reste la probabilité de mon opinion, la suite lui donna une sorte de confirmation. A dater de ce moment, je repris le traitement et le continuai sans le moindre accident, gagnant régulièrement tous les jours quelque peu en diamètre, un sixième de millimètre environ. C'est ainsi que j'arrivai, sans avoir provoqué ni douleur ni écoulement de sang, à une dilatation de huit millimètres et demi : le méat ne permettait pas l'introduction d'instruments plus volumineux. Je regardai la dilatation comme suffisante, d'autant plus que la bougie pénétrait dans la vessie sans rencontrer le moindre arrêt.

Sept semaines après notre première entrevue, je pris donc congé du malade. Il urinait parfaitement bien ; il n'avait plus d'écoulement; il ne ressentait plus la moindre douleur. Je lui recommandai expressément d'introduire une bougie tous les mois ou tous les deux mois, et en lui donnant ces conseils j'avais la certitude qu'ils seraient ponctuellement suivis. De temps à autre je reçois de ses nouvelles; elles sont toujours très satisfaisantes.

L'extrême simplicité de cette cure, sa marche un peu lente, mais toujours progressive, la faculté laissée au malade pendant toute sa durée de ne rien changer à son genre de vie habituel, pourraient faire croire que j'ai choisi à dessein un cas extrêmement facile. Telle est cependant, à très peu d'exceptions près, l'histoire de tous les malades que j'ai soignés avant qu'ils eussent subi d'autres traitements.

DEUXIEME OBSERVATION.

Incontinence d'urine causée par un rétrécissement. Guérison en six semaines. Point de récidive au bout de quatre ans, quoique le malade n'ait rien fait pour prévenir le retour de sa maladie.

En 1840, M. B. vint me consulter pour une maladie fort douloureuse, disait-il, mais peut-être encore plus pénible par l'état de malpropreté auquel il était condamné. Il était affecté d'incontinence d'urine. Il éprouvait des besoins d'uriner très fréquents; l'urine sortait alors difficilement et en petite quantité; puis après cette miction incomplète, soit le jour, soit pendant la nuit, elle s'écoulait spontanément.

D'une constitution robuste, M. B. menait une vie très active autant par goût que par sollicitude pour les intérêts importants qui lui étaient confiés. Il était âgé de trente-neuf ans.

L'hypothèse d'une paralysie partielle du système nerveux était si peu fondée, que, sans m'y arrêter, je demandai quelques détails sur les symptômes morbides qui avaient dû antérieurement affecter l'appareil urinaire.

Un premier écoulement, contracté à une époque très éloignée, avait été soigné avec peu de méthode; il avait duré près de huit mois. Après sa guérison, M. B. avait joui pendant un an ou deux d'une parfaite santé; survinrent alors, de temps à autre, des écoulements que le malade désignait sous le nom d'échauffements et qu'il contractait avec une extrême facilité. Vers cette époque, l'émission de l'urine se fit plus lentement; bientôt ce liquide ne sortit plus que par un jet délié, parfois interrompu, et avec une faible impulsion qui devenait presque nulle avant que le besoin d'uriner fût complétement satisfait. M. B. éprouvait fréquemment des douleurs dans la région du périnée, une sensation de pesanteur vers l'hypogastre. Il supporta cet état avec beaucoup de patience, craignant surtout qu'un traitement ne l'empêchât de vaquer à ses affaires. Enfin depuis six mois environ l'incontinence d'urine s'était déclarée.

Tous ces accidents étaient évidemment causés par un rétrécissement de l'urètre. La difficulté progressivement croissante opposée par lui à la sortie de l'urine avait amené l'accumulation et le séjour forcé de ce liquide dans la vessie, et les fibres musculaires qui enveloppent le col de cette cavité, soumises à une distension presque continuelle, avaient perdu en partie leur contractilité. L'urine sortait alors, selon l'expression que l'usage a consacrée, par regorgement.

Je constatai, avec une bougie cylindrique de quatre millimètres, un rétrécissement situé à douze centimètres du méat. Dans la première séance, après quelques tâtonnements plus longs que douloureux, je parvins à introduire dans la vessie une bougie d'un millimètre et quart légèrement effilée à son extrémité; je la retirai aussitôt.

Le lendemain, nouvelle introduction de la même bougie, qui fut suivie d'une seconde.

A la douzième séance, nous avions fait un très notable progrès : une bougie cylindrique de quatre millimètres franchissait l'obstacle sans difficulté. Une grande amélioration était survenue dans l'état du malade. Non seulement il n'avait plus d'incontinences d'urine, mais ses besoins d'uriner étaient peu fréquents, et il pouvait les satisfaire librement et complétement.

A partir de cinq millimètres j'adoptai les bougies métalliques, au grand contentement du malade qui trouvait leur introduction moins douloureuse, et c'est avec elles que, sans le moindre accident, et assurément après avoir causé bien peu de douleur, je terminai le traitement, environ six semaines après l'avoir commencé.

Non seulement M. B. ne fut nullement empêché de se livrer à ses affaires, mais, par suite de ses occupations, il y eut souvent plusieurs jours d'intervalle entre nos séances. Ici, comme en bien d'autres circonstances analogues, je ne remarquai nullement que cette suspension fût nuisible et qu'elle nous fît perdre du terrain.

M. B. avait vu disparaître successivement tous les symptômes de sa maladie; il s'introduisait facilement une bougie volumineuse. Je l'engageai à répéter de temps à autre cette opération, et je lui fis comprendre que cette précaution seule pouvait le préserver d'une rechute. Il me promit bien qu'il s'acquitterait de ce soin. Trois mois après je le rencontrai. Il était fort satisfait de son état, mais il avait négligé l'introduction des bougies. Craignant alors que de nouvelles recommandations n'eussent pas plus d'efficacité que les premières, je le priai de m'avertir dès qu'il éprouverait les plus légers symptômes de son ancienne maladie.

Un an environ après notre traitement, il me dit qu'il urinait toujours très bien, mais qu'il croyait ressentir un peu de pesanteur dans la région hypogastrique. Cependant j'introduisis sans la moindre difficulté une bougie métallique de neuf millimètres et je me bornai à donner quelques conseils hygiéniques.

Depuis lors M. B. n'a cessé de jouir de la plus parfaite santé. Ainsi donc, atteint d'un rétrécissement fort ancien et très étroit, il a négligé impunément pendant quatre années toutes les précautions qui pouvaient assurer sa guérison, et elle ne s'est point encore démentie.

TROISIÈME OBSERVATION.

Gonflement très douloureux de l'épididyme entretenu pendant cinq ans par un rétrécissement. Celui-ci est traité par les bougies graduées; les douleurs de l'épididyme disparaissent avant la fin du traitement; la tumeur diminue progressivement.

Les rétrécissements de l'urètre sont quelquefois accompagnés de diverses complications qui rendent plus précieux encore l'avantage d'arriver à une dilatation suffisante, sans développer des inflammations dont les conséquences pourraient être fort graves. A ce propos je citerai l'observation suivante.

Au mois d'octobre 1841, je fus appelé en consultation, avec un des médecins les plus éclairés de Paris, auprès de M. J. Agé de vingt-neuf ans, d'une constitution délicate, affaibli par une affection chronique des voies digestives, ce malade était en outre cruellement tourmenté par une tumeur située vers l'extrémité supérieure du testicule droit. Depuis cinq ans et demi, l'épididyme de ce côté était le siége d'un gonflement considérable; à chaque instant des douleurs très vives s'y faisaient sentir; elles s'exaspéraient à la moindre fatigue, et M. J. en était réduit à n'oser faire à pied le plus court trajet.

Pour remédier à cet état fâcheux, M. J. avait consulté plusieurs chirurgiens qui conseillèrent les antiphlogistiques, les applications résolutives, le repos au lit pendant plusieurs mois; mais ces moyens n'amenèrent aucune amélioration.

Voici quelle était l'origine de cette maladie. En 1835, M. J. contracta une blennorhagie. Elle fut très douloureuse et sa durée se prolongea beaucoup. L'année suivante, il s'aperçut qu'il urinait difficilement. Un médecin, consulté par lui, introduisitdans l'urètre une sonde d'argent et rencontra, environ à onze centimètres du méat, un rétrécissement qu'il ne put franchir. Cette exploration fut douloureuse; il survint un gonflement considérable du testicule droit.

Deux mois après, j'eus occasion de voir M. J. Il souffrait toujours beaucoup du testicule; il me raconta ce qui lui était arrivé. Je l'engageai à suivre un traitement pour le rétrécissement de l'urètre aussitôt que les symptômes inflammatoires auraient disparu. Mais, vivement impressionné par une première opération douloureuse, il manifesta pour toute espèce de cathétérisme l'aversion la plus absolue.

Cinq années s'écoulèrent sans apporter un grand changement dans son état. L'urine sortait lentement, par un jet souvent interrompu, néanmoins sans de trop grandes difficultés. Un régime d'une excessive sévérité, et dont M. J. ne se départit pas un seul instant, l'avait probablement préservé des accidents de rétention d'urine. L'épididyme avait conservé le volume d'une grosse noix ; des douleurs aiguës s'y faisaient toujours sentir. Entravant M. J. jusque dans les moindres détails de la vie, cette dernière affection devenait à ses yeux bien autrement importante que le rétrécissement de l'urètre, et c'était d'elle surtout qu'il nous demandait de le délivrer.

A quelle cause devions-nous attribuer l'acuité et la persistance des douleurs dans une tumeur aussi ancienne? La propagation d'une inflammation de l'urètre vers l'épididyme est excessivement fréquente. Développée dans le premier, une irritation, quelle qu'en soit la cause, envahit très souvent le second. M'appuyant sur ce principe, je me demandai si, chez M. J., l'état de l'urètre ne formait pas le principal obstacle à la guérison de l'orchite. L'existence d'un rétrécissement, son influence ordinaire sur la partie postérieure du conduit, rendaient à mes yeux cette hypothèse probable. Elle était encore justifiée par l'inutilité des traitements antérieurs, dirigés cependant par des chirurgiens fort habiles. En suivant la même route, je ne devais certainement pas obtenir plus de succès. Je proposai donc de commencer par faire disparaître le rétrécissement.

Au premier abord, cette opinion était difficilement acceptable ; mes propres arguments se tournaient contre moi, et si, dans le traitement ordinaire de cette maladie, on voit souvent survenir l'inflammation du testicule, à plus forte raison, chez M. J., devait-on redouter un pareil accident. Cependant, convaincu par l'expérience de l'innocuité de la méthode que je suis, j'insistai, et je parvins à faire partager la confiance que j'avais moi-même dans les moyens dont je conseillais l'emploi.

Une bougie à pointe mousse n'ayant pu, quoique très étroite, pénétrer dans le rétrécissement, fut laissée en contact avec lui, et après deux séances de trois ou quatre heures elle finit par le franchir. On épargna ainsi au malade la douleur qu'auraient peut-être provoquée des tâtonnements multipliés pour arriver plus rapidement au même résultat. Cette pratique fort sage diffère entièrement du séjour des bougies prolongé dans un but de dilatation. Le corps étranger se trouve en contact avec une membrane muqueuse ordinairement saine dans le premier cas, toujours malade dans le second. Libre dans l'un, il est serré dans l'autre avec plus ou moins d'énergie.

Au reste, dès que le passage fut libre, je commençai la dilatation, et les bougies furent toujours aussitôt retirées qu'introduites. Souvent trois ou quatre bougies se succédèrent, jamais plus. Redoutant par-dessus tout l'influence de ce traitement sur l'affection de l'épididyme, j'interrogeais sans cesse le malade; je l'engageais à s'étudier lui-même, et je lui avais fait comprendre combien un accident de ce genre serait aggravé s'il pouvait en quelque sorte marcher à notre insu. J'appris, à ma grande surprise, que pendant cinq ans M. J. n'avait jamais moins souffert du testicule que depuis le commencement de notre traitement. Je continuai donc avec moins d'appréhension. Mais, sans tenir compte de l'extrême facilité avec laquelle marchait la dilatation, je m'imposai dans ce cas particulier la règle de parcourir successivement tous les degrés de la filière. Chaque séance fut marquée par un léger progrès, et nous arrivâmes à un diamètre de neuf millimètres avec une régularité qui, quelques années plus tôt, m'aurait beaucoup surpris.

Ce traitement fut terminé à l'aide des bougies métalliques, et voici pour quel motif. La dilatation du rétrécissement n'était point douloureuse : cependant, à partir de sept millimètres, je remarquai que les bougies élastiques occasionnaient par leur frottement sur la membrane muqueuse, principalement dans la partie antérieure de l'urètre, une sensation désagréable. J'essayai les bougies métalliques, et le malade trouva ce changement tellement avantageux qu'il me pria instamment de renoncer pour toujours aux premières.

Désormais l'état de M. J. n'a cessé d'être on ne peut plus satisfaisant. La tumeur de l'épididyme a considérablement diminué de volume, et elle ne le fait nullement souffrir, bien qu'il ait renoncé au régime plus que sévère suivi pendant cinq ans avec tant de persévérance et si peu de succès.

QUATRIÈME OBSERVATION.

Rétention d'urine causée par un rétrécissement. Traitement par les bougies graduées. Après sa guérison, le malade néglige pendant plus de quatre ans l'introduction des bougies sans être atteint de récidive.

Appelé en 1839 auprès de M. V., je le trouvai dans un

état d'exaltation difficile à décrire. Depuis trente-six heures il n'avait pas uriné, et il éprouvait des douleurs tellement intolérables qu'au moment où j'arrivai, décidé à ne pas les endurer plus longtemps, il écrivait ses dernières volontés. Je m'efforçai de le calmer en lui promettant une prompte délivrance.

Après bien des tâtonnements, après avoir essayé divers instruments, au bout de vingt à vingt-cinq minutes je fis pénétrer dans la vessie une bougie légèrement effilée et qui n'avait guère qu'un millimètre de diamètre. Je la retirai presque aussitôt, mais très lentement. Elle fut suivie d'un jet d'urine très délié, qui cependant permit à la vessie de se débarrasser en grande partie du liquide qui la distendait.

M. V. put alors répondre aux questions que je lui adressai au sujet de sa maladie. En 1817, il contracta une première blennorhagie très douloureuse, très intense et qui se prolongea pendant près d'un an. D'autres écoulements survinrent à diverses époques, mais le jet de l'urine ne fut sensiblement modifié qu'en 1827. Il diminua progressivement jusqu'en 1837, et alors M. V. éprouva de telles souffrances qu'il fut forcé de consulter un médecin. Celui-ci essaya vainement d'introduire une sonde métallique dans la vessie; la douleur fut très vive et le sang sortit en grande abondance.

Naturellement peu soigneux de sa santé, le malade se découragea promptement en voyant l'insuccès de cette première tentative. Mais, quoique la sonde n'eût pu franchir l'obstacle, il urinait avec plus de facilité; il attribuait ce résultat à l'abondante hémorrhagie provoquée par le cathétérisme. Malheureusement cette amélioration ne fut que passagère; bientôt il vit reparaître dans toute leur intensité les symptômes de sa maladie, et, soit négligence, soit appréhension d'un traitement douloureux, il attendit pour m'appeler auprès de lui qu'il y fût contraint par l'impossibilité absolue d'uriner.

Avant de songer à traiter le rétrécissement, il fallait prévenir le retour des accidents. Introduire dans la vessie une sonde d'un diamètre suffisant pour assurer l'écoulement de l'urine, c'eût été une opération difficile et d'autant plus pénible pour le malade qu'il sortait à peine d'une crise longue et douloureuse. Je me bornai pour le moment à replacer la petite bougie dans l'urètre. Elle était assez fortement serrée par le rétrécissement. Lorsque le besoin d'uriner se fit sentir, M. V. la retira de deux ou trois centimètres; puis il la repoussa ainsi que je lui avais recommandé.

Je le vis le soir sur les dix heures. Le pouls était calme; point de soif; sentiment général de lassitude, mais la douleur avait presque entièrement disparu. Peu de temps après il s'endormit.

Le lendemain je le trouvai dans un état très satisfaisant. Pendant le sommeil la bougie était sortie de l'urètre, mais l'urine s'écoulait, quoique bien lentement, avec assez de facilité. Dans la crainte de causer de l'irritation, je m'abstins de toute tentative de cathétérisme.

Le jour suivant, je commençai à attaquer la cause de la maladie par une dilatation progressive du rétrécissement. J'usai de beaucoup de modération, surtout dans les premières séances. Les progrès, lents d'abord, devinrent bientôt plus rapides, et six semaines après l'accident pour lequel j'avais été appelé, M. V. était parfaitement en mesure de s'introduire lui-même une bougie de neuf millimètres. J'ajouterai qu'au bout de huit jours environ, il vit disparaître le suintement purulent de l'urètre qui avait été constant pendant un grand nombre d'années.

Pendant tout le cours de ce traitement, à l'exception des premiers jours, M. V. put librement vaquer à ses affaires. Je lui avais seulement recommandé de manger peu, de s'abstenir de vin pur et d'éviter de marcher de manière à se fatiguer.

M. V. appréciait vivement le bien-être dont il jouissait; il savait qu'à sa négligence surtout il fallait attribuer les cruelles souffrances dont le souvenir était encore bien récent. Pour assurer sa guérison, il devait simplement passer de loin en loin une bougie dans l'urètre, et je ne doutais pas qu'instruit à ses dépens, il ne s'acquittât ponctuellement de cette petite opération, désormais très facile et exempte de douleur. Il n'en fit rien; je le rencontre très souvent et toujours insouciant de l'avenir.

Chez les malades appartenant à la classe aisée, cette disposition d'esprit est heureusement peu commune. Déjà près de cinq années se sont écoulées sans que M. V. soit atteint d'une récidive dont je l'ai maintes fois menacé et que je persiste à regarder comme très probable.

CINQUIÈME OBSERVATION.

Écoulement chronique entretenu pendant deux ans par un rétrécissement de l'urètre. Dilatation du rétrécissement, puis guérison de l'écoulement par les injections de ratanhia pratiquées immédiatement après l'introduction d'une bougie.

Un des symptômes les plus saillants, les plus caractéristiques des affections de l'appareil urinaire, c'est la tristesse, le découragement, le dégoût de la vie, qu'elles inspirent aux malades.

Loin d'être en rapport direct avec la gravité des altérations organiques, cet effet moral atteint souvent un développement considérable par la seule persistance d'une maladie légère, mais qui pendant longtemps résiste à une foule de remèdes. Les exemples de ce genre se rencontrent chaque jour dans la pratique : je me bornerai à en citer deux ou trois pris au hasard.

M. D., d'un tempérament lymphatique, avait toujours joui d'une très bonne santé. A l'âge de vingt-trois ans, il contracta une blennorrhagie qui fut traitée méthodiquement (application de sangsues, bains, diète, boissons délayantes, puis bols de cubèbe et de copahu). Au bout de deux mois et demi, l'écoulement disparut complétement.

Trois ans plus tard, nouvelle blennorrhagie pour laquelle on suivit le même traitement sans le moindre succès. Les symptômes inflammatoires cédèrent assez promptement, mais l'écoulement persista. Pour le combattre, M. D. employa pendant deux ans, et avec une rare persévérance, une foule de moyens dont l'énumération seule serait fort longue. Toutes les formules d'injections furent successivement essayées à diverses doses. L'écoulement s'arrêtait quelquefois, mais il reparaissait presque aussitôt.

L'esprit sans cesse préoccupé de sa maladie, M. D. était tombé dans l'état moral le plus déplorable. Il était arrivé à se persuader que l'affection de l'urètre réagissait sur le cerveau ; ses travaux étaient suspendus ; il se regardait comme incapable de toute étude, à cause de l'impossibilité de fixer son attention.

J'écoutai patiemment le long récit de la maladie, de ses symptômes et des divers essais de traitement. J'émis l'opinion qu'un rétrécissement de l'urètre pouvait bien être le seul obstacle à la guérison ; et en effet, une bougie cylindrique de quatre millimètres rencontra, à dix centimètres du méat, un point d'arrêt qu'elle ne put franchir qu'avec un certain frottement. J'annonçai à M. D. que dans un mois, selon toute apparence, il serait débarrassé de son affection ; et j'étais autorisé à lui parler ainsi, par le nombre de cas semblables que j'avais précédemment observés. Mais son imagination était tellement frappée, que cette assertion lui parut téméraire ; et croyant devoir m'éclairer davantage, il m'énuméra de nouveau tout ce qu'il avait souffert et tout ce qu'il avait tenté en vain.

Le rétrécissement offrit très peu de résistance ; il céda facilement, et, au bout de trois semaines, M. D. s'introduisait sans aucune douleur une bougie de neuf millimètres.

Jusque là l'écoulement n'avait point été modifié. N'étant plus entretenu par une cause pour ainsi dire matérielle, il aurait probablement disparu de lui-même au bout d'un certain temps. Pour accélérer ce résultat, je recommandai à M. D. d'introduire matin et soir la bougie, et d'injecter dans l'urètre, au moment où il la retirait, une solution d'extrait de ratanhia. Huit jours après, l'écoulement avait entièrement cessé.

Les personnes qui ont été le plus vivement impressionnées par la durée d'une maladie s'abandonnent souvent avec la même exagération à un autre ordre d'idées lorsque la guérison leur paraît probable. M. D., très content du changement opéré dans sa position, était tourmenté du désir de s'assurer si sa guérison était durable et définitive. Dans ce but, malgré mes conseils, il se livra à divers excès dont la conséquence fut une urétrite aiguë et un écoulement abondant. Ce léger accident lui donna une leçon utile. Nous employâmes quelques jours à combattre l'inflammation, puis, à l'aide des bougies et des injections de ratanhia, nous nous rendîmes facilement maîtres de l'écoulement, qui, cette fois, disparut sans retour.

Continuées d'abord tous les deux ou trois jours, les injections furent bientôt supprimées ; les bougies ne furent introduites qu'à des intervalles de plus en plus éloignés, et désormais M. D. fut délivré de tous les tourments qui l'avaient si longtemps affligé.

SIXIÈME OBSERVATION.

Écoulement chronique sans rétrécissement appréciable. Après avoir pendant deux ans résisté à une foule de remèdes, il disparaît sous l'influence des injections de ratanhia combinées avec l'introduction des bougies.

M. P., âgé de vingt-neuf ans, réunissait au plus haut

degré tous les éléments qui peuvent caractériser une excellente constitution. De vingt à vingt-cinq ans, il contracta plusieurs blennorrhagies dont il se guérit assez facilement, sans cependant renoncer jamais à une vie de plaisirs, de veilles et de fatigues. A vingt-six ans, nouvelle blennorrhagie. Mais, cette fois, les moyens précédemment employés échouèrent complétement. M. P. prit du cubèbe et du copahu à des doses énormes, et qui, chez tout autre individu, auraient probablement altéré les fonctions digestives ; il fit longtemps des injections avec des astringents végétaux, des sels d'argent, de plomb, de zinc. Il conserva toujours un suintement purulent très peu abondant, mais constant. Au bout d'un an, il remarqua un nouveau symptôme morbide. Les érections, quoique fréquentes, devinrent moins rigides. Dans le coït, l'éjaculation arrivait immédiatement, et la sensation était presque nulle.

Très affligé de cet état, auquel il pensait sans cesse, M. P. tomba dans une tristesse profonde. Il changea de genre de vie, et chercha à se créer des goûts et des habitudes d'un autre âge. Généralement il était taxé d'hypochondrie.

Cependant la santé générale n'avait point souffert; les excès de table ne modifiaient presque point l'affection de l'urètre, et lorsque, après avoir parcouru l'Italie pendant six mois, M. P. vint me consulter, je fus frappé d'un singulier contraste entre cette constitution brune, robuste, vigoureuse, et l'expression de chagrin profondément empreinte sur le facies.

Je commençai par examiner l'urètre. J'espérais rencontrer, comme je l'ai vu si souvent, un rétrécissement qui, sans produire encore de trouble notable dans la miction, aurait entretenu, dans la partie supérieure de l'urètre, une inflammation chronique. Cependant une bougie cylindrique de quatre millimètres pénétra dans la vessie sans rencontrer aucun arrêt, sans provoquer la moindre douleur. Une seconde bougie de huit millimètres fut introduite avec presque autant de facilité. Je fus très contrarié de ce résultat; car, en général, j'ai remarqué que les écoulements chroniques très anciens, mais peu abondants, guérissent avec d'autant plus de rapidité qu'ils sont entretenus par un rétrécissement plus appréciable.

Convaincu cependant qu'il s'agissait ici d'une inflammation chronique de la partie supérieure de l'urètre, je crus devoir employer le moyen qui m'a toujours réussi en pareil cas.

J'annonçai à M. P. que le traitement serait probablement long; que je ne pouvais en fixer le terme, même approximativement, et je l'engageai à faire matin et soir, avec de l'extrait de ratanhia, des injections qui seraient précédées de l'introduction d'une bougie de neuf millimètres.

Pendant la première quinzaine, il ne survint aucune amélioration; souvent même l'écoulement paraissait plutôt augmenté que diminué. Bientôt il se réduisit à l'état où il était avant le traitement.

Un peu plus tard, M. P. alla passer quelques jours à la campagne; il marcha beaucoup, ne fit point d'injection, et à son retour à Paris il m'annonça avec le plus grand découragement qu'il lui était survenu un écoulement très abondant, tel qu'il ne l'avait pas vu depuis deux ans. Je persévérai cependant dans la marche que j'avais adoptée, et j'eus tout lieu de m'en applaudir. L'écoulement diminua rapidement, et après être resté à peu près stationnaire pendant trois semaines, il disparut complétement, environ deux mois après le commencement de notre traitement.

Singulièrement satisfait, M. P. reprit avec entraînement la vie de plaisirs à laquelle il avait renoncé bien à regret; il chercha même à se dédommager du temps perdu, et ne se fit faute d'aucun excès. Non seulement, par suite de ce brusque changement dans ses habitudes, il ne fut pas atteint d'écoulement, mais il avait recouvré complétement l'exercice des fonctions génitales, dont l'affaiblissement l'avait jeté pendant deux ans dans le désespoir le plus profond.

Dans un écrit consacré aux rétrécissements de l'urètre, cette observation pourrait paraître déplacée. Mais le suintement purulent accompagne presque constamment les rétrécissements de l'urètre, dont il est même, ainsi que nous l'avons dit, un des symptômes. Si, dans la méthode que je suis, il disparaît le plus souvent de lui-même, il montre parfois une rare ténacité, surtout quand on a rendu l'inflammation des tissus plus profonde en laissant séjourner des soudes dans l'urètre. Alors sa persistance désole le malade, en même temps qu'elle devient pour le médecin une difficulté pratique.

Telle est probablement la raison pour laquelle beaucoup de chirurgiens, tout en reconnaissant que la cautérisation est un traitement fort imparfait des rétrécissements, emploient cependant cette médication dans l'espoir de tarir la source des écoulements opiniâtres.

Malheureusement il est presque impossible de déterminer avec assez de précision le point qui fournit la suppuration, pour limiter convenablement l'action du nitrate d'argent. Plusieurs chirurgiens se décidèrent à l'introduire dans l'urètre en quelque sorte au hasard. Un de mes amis et confrères me disait même avoir obtenu de très bons effets de cette méthode, qu'il appelait cautérisation intercurrente. Il conduisait le porte-caustique dans la région la plus profonde de l'urètre ; il mettait le nitrate d'argent à découvert ; puis il retirait lentement l'instrument en lui imprimant quelques légers mouvements de rotation.

Si je ne m'étais interdit ce genre d'argumentation qui consiste à énumérer les accidents causés par les méthodes que je condamne, les exemples se présenteraient en grand nombre pour démontrer les inconvénients de cette pratique. Je citerais tels individus dont la santé, jusque là robuste et vigoureuse, fut pour bien des années détruite par des cautérisations que motivaient seulement des maladies légères. J'ai préféré me borner à exposer, peut-être un peu longuement, un moyen fort simple, nullement dangereux, et qui m'a toujours réussi ; car je chercherais vainement dans mes souvenirs un seul cas où, après la guérison des rétrécissements, c'est-à-dire lorsqu'ils ne faisaient plus saillie dans l'urètre, les injections combinées avec l'introduction des bougies n'aient pas obtenu un succès complet.

J'ai rencontré seulement trois malades chez lesquels un écoulement purulent et chronique, bien qu'il fût entretenu par un rétrécissement, était cependant accompagné de certaines complications qui m'empêchèrent de les guérir. Les deux premiers présentaient à un assez haut degré la difformité connue sous le nom d'hypospadias. En outre la paroi inférieure de l'urètre s'amincissait extrêmement en arrivant à l'ouverture antérieure, qui elle-même était fort étroite. Je reculai, peut-être à tort, devant la pensée d'agrandir cette dernière et d'accroître ainsi la difformité naturelle.

Le troisième, d'un esprit assez inquiet, vint me consulter dernièrement pour un écoulement chronique fort rebelle. Deux fois il avait été récemment cautérisé sans succès. Je constatai un rétrécissement de trois millimètres, dans lequel j'introduisis une bougie cylindrique d'une extrême souplesse. Deux jours après, je fis suivre la même bougie d'une seconde, qui ne rencontra, quoique également très souple, aucune résistance. A peine un léger frottement m'indiqua-t-il le moment où elle franchissait l'obstacle.

Le lendemain, j'appris avec surprise que le malade ne pouvait plus uriner. Depuis la cautérisation, il avait bien éprouvé quelques accidents de ce genre; mais nous dûmes attribuer celui-ci à l'introduction de la bougie. Il fit devant moi des efforts inutiles; la verge se gonflait; la vessie était pleine de liquide, mais il n'en sortit pas une goutte. Cependant la bougie pénétra dans la vessie aussi facilement que la veille; je la retirai, et le malade évacua près d'un litre d'urine.

Il ne s'attendait pas, me dit-il, à ce que l'introduction des bougies produirait de tels effets. Je lui répondis très naïvement que je l'ignorais moi-même; que cela m'étonnait, surtout en pensant combien cette opération avait été facile; j'ajoutai que, selon toute probabilité, il serait promptement à l'abri de ces inconvénients..., mais depuis lors je ne l'ai plus revu.

SEPTIÈME OBSERVATION.

Inflammation chronique de la partie la plus reculée de l'urètre. Même traitement que dans la précédente observation.

M. D., d'une constitution assez robuste, mais épuisée par des excès, ressentait habituellement dans la vessie des douleurs vagues qui se propageaient dans l'urètre et correspondaient au périnée. Les érections étaient fréquentes et incomplètes; elles rendaient toujours les souffrances plus vives. Il s'écoulait habituellement de l'urètre un liquide dont l'abondance variait beaucoup, mais qui laissait constamment sur le linge des taches d'un gris plus ou moins foncé. Depuis sa maladie, qui datait de deux ans et demi, M. D. avait cru remarquer un affaiblissement général du système nerveux. Il éprouvait de fréquents maux de tête. Il attribuait tous les accidents aux érections, et pour les éviter il s'imposait toute espèce de privation.

Une bougie de six millimètres, après avoir facilement traversé l'urètre, dont la sensibilité me parut très vive, s'arrêta brusquement au niveau de la prostate. J'essayai d'introduire une seconde bougie également flexible et cylindrique, mais dont j'avais rendu la courbure très prononcée. Elle rencontra le même arrêt que la première, puis, après une légère hésitation, elle pénétra dans la vessie. Je la retirai aussitôt.

Trois semaines furent consacrées à amener, par des introductions successives, le passage facile d'une bougie de huit millimètres et demi. Dans les derniers temps, nous avions adopté les bougies métalliques. Je m'étais attaché avec grand soin à leur donner une courbure convenable, et le malade en trouvait l'usage si peu douloureux, qu'il se les introduisait lui-même, de préférence aux instruments flexibles.

Jusque là, l'état de M. D. n'avait subi pour ainsi dire aucune modification. Il était toujours tourmenté par l'écoulement et les érections douloureuses. Je prescrivis matin et soir une injection avec l'extrait de ratanhia, l'une d'elles, au moins, devant être chaque jour précédée de l'introduction d'une bougie volumineuse.

Après dix jours de ce traitement, le malade se reposa pendant trois jours. Il éprouvait, me dit-il, une notable amélioration. Il reprit l'usage du même moyen, et je l'engageai à persévérer pendant un temps qui probablement serait assez long, mais en lui faisant comprendre qu'il n'était nullement nécessaire d'agir sans interruption.

Au bout de trois mois, nous obtînmes un succès pour ainsi dire complet. L'écoulement avait disparu, et les érections avaient repris leur état normal.

J'engageai M. D. à ne pas renoncer trop brusquement aux soins qui avaient rétabli sa santé, et à introduire de temps à autre la bougie, réservant les injections pour le cas où quelque rechute les rendrait de nouveau nécessaires.

HUITIÈME OBSERVATION.

Obstacle à l'introduction des bougies, ayant son siége au col de la vessie; écoulements purulents très fréquents. Même traitement que dans la précédente observation.

M. N., âgé de trente-cinq ans, d'une bonne constitution, n'avait jamais eu d'autre maladie qu'une affection de l'appareil urinaire déjà fort ancienne, et pour laquelle il venait me demander des conseils.

Depuis neuf à dix ans il éprouvait derrière le pubis une douleur, non pas très aiguë, mais presque constante.

Après avoir été à la selle, souvent même après l'émission de l'urine, il rendait fréquemment par l'urètre un liquide visqueux, transparent. Sous l'influence des causes les plus légères survenaient de temps à autre des écoulements purulents qui ne guérissaient que difficilement, en sorte que leur durée excédait souvent l'intervalle qui les séparait.

Pour modifier cet état fâcheux, consécutif à plusieurs blennorrhagies, divers moyens avaient été employés sans succès, et comme je m'apprêtais à explorer l'urètre, M. N. me dit que chez lui on ne pouvait pas pénétrer dans la vessie.

En effet, une bougie de six millimètres arriva jusqu'au col sans la moindre difficulté; là, elle fut brusquement arrêtée par un obstacle qui paraissait infranchissable, mais peu sensible; car, en exerçant sur ce point une légère pression, on ne provoquait aucune douleur.

J'essayai vainement d'introduire dans la vessie d'autres bougies; droites ou courbes, cylindriques ou coniques, elles rencontraient toujours la même résistance et ne paraissaient point, quel que fût leur diamètre, s'engager dans un rétrécissement.

Cependant le malade urinait librement; les dernières gouttes de l'urine s'écoulaient à la vérité lentement, avec peu d'impulsion; mais évidemment la modification de la miction n'était nullement en rapport avec la difficulté que présentait l'introduction des instruments d'un petit diamètre. Je fis de nouveaux essais avec une bougie de trois millimètres dans laquelle j'avais introduit un mandrin uniquement pour lui donner des courbures variées.

Enfin, à la quatrième séance, je pénétrai dans la vessie. Cette fois, le mandrin s'arrêtait à deux centimètres de l'extrémité de la bougie; quant à sa forme, je la représenterai assez exactement en disant qu'il offrait deux courbures dirigées en sens inverse et dont l'antérieure se rapprochait beaucoup du quart d'un cercle de quatre centimètres de diamètre.

Les recherches multipliées auxquelles j'avais dû me livrer avaient été fort peu pénibles pour le malade, qui ressentit au contraire une douleur assez vive au moment où l'obstacle fut dépassé. Presque aussitôt je retirai la bougie. Sans être positivement serrée dans le col de la vessie, elle donnait la sensation d'un frottement réel.

Dès lors, j'employai à peu près le même moyen pour l'introduction de bougies progressivement plus volumineuses. La dilatation s'opéra lentement, mais sans difficulté. A partir de quatre millimètres et demi, je pus supprimer le mandrin. J'avais soin seulement que les bougies fussent très recourbées à leur extrémité, ce qui ne les empêchait pas d'hésiter un peu avant d'entrer dans la vessie.

Au bout d'un mois, M. N. s'introduisait facilement des

bougies de neuf millimètres ; je l'engageai à combiner avec cette petite opération les injections de ratanhia. Il les pratiqua pendant six semaines, non pas d'une manière continue, mais avec quelques alternatives de repos. Voulant alors apprécier avec plus d'exactitude l'état de sa maladie, je lui fis suspendre pendant huit jours l'introduction des bougies et les injections. Quand je le revis, il m'annonça tout d'abord combien il était satisfait de sa santé. Il n'éprouvait plus la moindre sensation douloureuse. L'émission de l'urine était franche et régulière. L'écoulement purulent avait depuis longtemps cessé. Quant au suintement visqueux, considérablement réduit, il apparaissait uniquement lorsque M. N. faisait de grands efforts pour aller à la selle. Enfin je m'assurai, en pratiquant le cathétérisme, qu'une bougie cylindrique de neuf millimètres pénétrait facilement dans la vessie sans presque hésiter en franchissant le col de cet organe.

Je m'efforçai de démontrer au malade que sa guérison n'était ni complète ni définitive; que de lui seul il dépendait désormais de la consolider en ne renonçant pas brusquement à l'usage des bougies et des injections de ratanhia.

En lui donnant ces conseils, j'insistai d'autant plus que son père avait été atteint d'une affection fort grave de l'appareil urinaire, sur laquelle j'eus des renseignements incomplets, mais qui devait évidemment avoir son siége au col de la vessie.

Or, plusieurs faits constatés dans les mêmes familles me portent à croire que l'hérédité exerce quelque influence sur ces maladies, ou, en d'autres termes, que certains individus apportent en naissant une prédisposition aux maladies du col de la vessie.

Ainsi, par exemple, je connais trois frères dont l'aîné, après deux blennorrhagies, fut atteint d'un rétrécissement situé à sept centimètres du méat et d'un écoulement abondant de fluide prostatique accompagné d'un gonflement si considérable du col de la vessie, qu'on ne put jamais faire pénétrer les bougies dans l'intérieur de cette cavité.

A vingt et un ans, le second frère avait déjà un rétrécissement à sept centimètres et une disposition particulière du col de la vessie qui présentait un obstacle presque insurmontable à l'introduction des bougies.

Enfin le troisième contracta, à dix-huit ans, un premier écoulement contagieux, qui fut traité avec d'autant plus de soin qu'on avait attribué à la négligence des deux autres malades les accidents qui les avaient frappés. Les bains, les cataplasmes, les boissons délayantes furent employés avec persévérance. A deux reprises on appliqua trente sangsues. Les préparations de cubèbe et de copahu ne furent administrées qu'à faibles doses, et seulement après la disparition presque complète des symptômes inflammatoires. Malgré toutes ces précautions il survint, environ dix mois après la blennorrhagie, de la difficulté à uriner, par suite de laquelle on constata, comme chez les deux autres malades, un rétrécissement à sept centimètres du méat et une tuméfaction du col de la vessie.

NEUVIÈME OBSERVATION.

Rétrécissement datant de près de vingt ans. Récidives opiniâtres après plusieurs traitements par la cautérisation. On essaie la dilatation en laissant les bougies une heure ou deux dans l'urètre ; elles causent une irritation qui pendant plusieurs mois rend tout progrès impossible. Le rétrécissement est dilaté au moyen des bougies graduées. Insuccès de la scarification.

M. N., doué d'un force musculaire vraiment athlétique et d'un système nerveux très développé, était âgé de quarante ans lorsqu'il vint me consulter.

L'origine de la maladie remontait à plus de vingt ans. Entré fort jeune au service militaire, il contracta plusieurs blennorrhagies qui guérirent lentement. Dix-huit mois plus tard, il commença à éprouver de la difficulté à uriner. Il s'adressa à Antoine Dubois, qui constata un rétrécissement de l'urètre, et le traita par les sondes à demeure, dont le diamètre fut progressivement porté à neuf millimètres. Au bout d'un an, et probablement par suite de la négligence du malade, le rétrécissement se reforma. A cette époque la cautérisation de l'urètre était prônée par ses adeptes avec un enthousiasme qu'explique en partie un perfectionnement réel apporté dans la pratique de cette opération. Malgré les conseils d'Antoine Dubois, qui avait conçu pour lui une véritable amitié, M. N. recourut à cette méthode. Il fut cautérisé nombre de fois et avec une grande énergie. La guérison ne fut également que temporaire.

Un second traitement semblable ayant été suivi d'une nouvelle rechute, M. N., fort découragé, préoccupé des soins qu'il était incessamment obligé de prendre de sa santé, toujours menacé d'une rétention d'urine complète, donna sa démission du service militaire, dont il se jugeait impropre à supporter les fatigues.

Il vécut ainsi quelques années, portant toujours sur lui une bougie sans le secours de laquelle il se serait trouvé souvent dans l'impossibilité absolue d'uriner. Puis la révolution de 1830 arriva, et en même temps se présenta pour M. N. une occasion de rentrer dans la carrière qu'il avait quittée, et pour laquelle il conservait toujours un amour très ardent; mais, convaincu que son affection était incurable, il refusa des offres très avantageuses.

En 1832, M. N. subit un nouveau traitement par la cautérisation. Il éprouva encore un soulagement momentané, puis le rétrécissement se reforma plus intense que jamais. Plusieurs années se passèrent, pendant lesquelles il n'urinait qu'avec le secours des bougies.

Enfin, trouvant sa position intolérable, bien que fort désabusé sur la valeur d'une méthode qui avait été employée sur lui avec tant de persévérance, M. N. voulut encore y recourir, espérant au moins obtenir un adoucissement passager à ses maux. Mais une nouvelle difficulté se présenta. Il fallait d'abord amener le rétrécissement à ce point que l'introduction du porte-caustique fût possible. Adoptant la marche qui avait été précédemment suivie, le chirurgien laissa une heure et demie dans l'urètre une bougie conique d'environ deux millimètres de diamètre. Puis il essaya de lui en substituer une autre un peu plus grosse. Vains efforts : la résistance était insurmontable. Pendant plusieurs mois, on continua les mêmes tentatives sans le moindre succès. L'emploi des sondes à demeure fut proposé au malade; mais il s'y refusa, redoutant l'excitation nerveuse qui chez lui se développait avec une grande rapidité.

D'après ce simple exposé, que j'ai rapporté aussi succinctement que possible, on comprendra quelles difficultés devait présenter ici la dilatation ; et s'il avait pu me rester quelques doutes à ce sujet, ils eussent bientôt disparu. Voulant, en effet, me faire apprécier exactement son état, M. N. me montra une bougie d'un millimètre et demi qu'il portait toujours sur lui, et qu'il introduisait assez facilement. Puis, parmi celles que je lui présentai, il en choisit une autre conique, de deux millimètres et quart, et qu'en raison de son peu de flexibilité je regardais comme défectueuse. Il l'engagea dans l'obstacle, et il la poussa avec une violence que je n'aurais certes pas osé employer moi-même.

Je vis alors qu'elle était serrée dans le rétrécissement avec une énergie vraiment extraordinaire. Je craindrais d'évaluer approximativement en poids la force que je dus employer pour la retirer; car, tout en restant au-dessous de la vérité, je serais probablement taxé d'exagération. Jamais je n'avais rencontré un rétrécissement d'une aussi grande dureté, et quand je me décidai à traiter ce malade selon ma méthode ordinaire, il m'était assurément permis de douter du succès.

Je commençai par choisir une série de bougies graduées d'une manière presque insensible, d'une médiocre flexibilité, et surtout cylindriques; car les instruments coniques, employés comme corps dilatants, m'ont toujours paru occasionner plus de douleur et d'irritation que les autres. Puis, à chaque séance, j'introduisis trois ou quatre bougies, en commençant toujours par celles qui devaient passer très facilement; je les retirais immédiatement. Au bout de dix jours, nous avions fait un très notable progrès et dépassé le diamètre de la bougie conique qui, la première fois, n'avait pu franchir l'obstacle, malgré l'extrême violence avec laquelle M. N. l'avait poussée. Cependant notre marche n'avait point été régulière, et plusieurs fois nous dûmes renoncer à dépasser le point atteint dans la précédente séance.

A partir de cinq millimètres, je commençai à me servir des bougies métalliques. Elles me permirent d'examiner avec plus de soin l'état de l'urètre. Le principal obstacle était à onze centimètres et demi; un peu plus loin je rencontrai bien encore un frottement anormal, mais je constatai avec plaisir que le col de la vessie ne paraissait pas avoir participé à la maladie.

Arrivés à six millimètres, nous fûmes arrêtés pendant quatre séances sans pouvoir faire le plus léger progrès; puis enfin, nous dépassâmes ce point d'arrêt, et la dilatation devint plus facile. J'évitais avec grand soin toute cause d'irritation, je ne procédais que par des nuances insensibles, et je laissais souvent reposer le malade pendant sept à huit jours.

Nous avions obtenu une dilatation de sept millimètres; le rétrécissement offrait de moins en moins de résistance; déjà, à plusieurs reprises, M. N. m'avait exprimé combien il regrettait de n'avoir pas connu dix ans plus tôt les avantages de cette méthode; enfin, tout annonçait une terminaison prochaine et satisfaisante de notre traitement, lorsqu'il fut brusquement interrompu.

M. N. avait contracté en 1836 une maladie syphilitique. Méconnue d'abord, cette affection amena le développement, dans la région inguinale, d'un abcès du plus fâcheux caractère, compliqué de trajets fistuleux très profonds. Presque toute l'épaisseur des parois abdominales était depuis longtemps envahie, lorsque, heureusement, M. N. appela à son secours un chirurgien fort habile qui arrêta les progrès du mal. Sous l'influence d'une médication rationnelle et énergique, la plaie finit enfin par se cicatriser, mais avec une perte de substance considérable.

Or, dans l'intervalle de nos séances de cathétérisme, probablement par suite d'une marche trop prolongée, exercice dans lequel M. N. était infatigable, il arriva que la cicatrice se déchira. Bientôt l'ouverture, qui n'était tapissée que d'une très faible couche de tissu cellulaire, s'agrandit d'une manière menaçante, et j'engageai M. N. à consulter le chirurgien dont il avait reçu précédemment des soins si éclairés.

Deux mois de repos au lit n'avaient pas encore permis d'obtenir une complète cicatrisation. Pendant ce temps le rétrécissement avait été tout-à-fait négligé. M. N. remarqua qu'il urinait déjà moins bien; on lui proposa la scarification, qui fut acceptée immédiatement.

Malgré l'extrême habileté du chirurgien qui la pratiqua, cette opération ne réussit point. Il s'écoula beaucoup de sang; il survint presque aussitôt un gonflement de la verge tellement considérable, qu'il ne se dissipa complétement qu'au bout de trois semaines. Vers cette époque, M. N. partit pour la campagne, afin d'y consolider sa convalescence.

A son retour à Paris, après six mois d'interruption, nous reprîmes notre traitement. Pendant son séjour à la campagne, le malade avait de temps à autre introduit dans le rétrécissement quelques bougies, mais il avait à peine pu atteindre quatre millimètres; il regrettait fort de n'avoir pas eu à sa disposition des instruments métalliques, dont il trouvait l'usage beaucoup moins douloureux.

En suivant la même marche que par le passé, nous arrivâmes à des résultats semblables, c'est-à-dire à faire pénétrer facilement dans la vessie des bougies de sept millimètres. Malheureusement, des affaires importantes forcèrent M. N. à s'absenter. Depuis deux ans, je n'ai pas eu occasion de l'examiner, mais je doute beaucoup que le bien-être dont il jouissait se soit maintenu; car la dilatation n'avait pas été portée assez loin pour combattre avec efficacité le retour d'une maladie aussi opiniâtre.

En rapportant cette observation, que j'ai abrégée autant que possible, j'ai voulu seulement montrer par un exemple frappant les conséquences fâcheuses attachées à la pratique de la cautérisation de l'urètre, et les ressources que peut offrir la simple introduction des bougies. Dans ce cas, assurément fort difficile, l'extrême division des instruments successivement employés me permit seule d'arriver à un résultat que des circonstances fortuites, et surtout la négligence du malade, ont probablement rendu incomplet jusqu'à ce jour.

DIXIÈME OBSERVATION.

Rétention d'urine complète causée par un rétrécissement qui se reproduisait constamment après de nombreuses cautérisations. Guérison en trois mois, d'abord par les sondes à demeure, puis par les bougies graduées.

M C., d'un tempérament bilieux, était arrivé à cinquante et un ans, ayant toujours mené une vie très active, dont une grande partie avait été consacrée à de longs voyages.

Dès l'âge de vingt-cinq ans, il commença à éprouver de la difficulté à uriner. Depuis cette époque, il consulta plusieurs chirurgiens; ils constatèrent un rétrécissement sur lequel, à diverses reprises, tant à Paris qu'en Angleterre, furent pratiquées de nombreuses cautérisations. Mais n'ayant obtenu de ces divers traitements que des améliorations passagères, M. C. s'était résigné à supporter patiemment sa maladie.

Maintes fois déjà il avait été atteint de rétentions d'urine complètes qui, fort heureusement, n'avaient jamais duré plus de cinq à six heures, lorsque, en 1842, le même accident survint. N'urinant que goutte à goutte, M. C. essaya inutilement d'introduire dans la vessie une petite bougie qui ordinairement franchissait l'obstacle assez facilement; il prit un bain, et à dater de ce moment l'écoulement de l'urine fut entièrement supprimé.

Je trouvai ce malade dans une grande agitation. La rétention durait depuis vingt-quatre heures. Pouls fréquent; sueurs visqueuses; la région hypogastrique rendait un son mat dans une assez grande étendue. Après bien des tentatives infructueuses, après avoir employé successivement plusieurs bougies, toujours d'un petit diamètre, mais de forme et de résistance variées, je parvins à en faire pénétrer une beaucoup plus profondément que toutes les autres précédemment essayées. Je sentais que, si elle eût eu un peu plus de roideur, elle aurait probablement dépassé le rétrécissement, et, avant de me décider à la retirer, je conduisis dans l'urètre, jusqu'au niveau de l'obstacle, une sonde d'argent de trois millimètres de diamètre, longue de seize centimètres et ouverte à ses deux extrémités. Dans l'antérieure, j'avais préalablement engagé la partie externe de la bougie, qui se trouvait désormais renfermée dans un conduit rigide, de nature à empêcher qu'elle ne se repliât en deçà du rétrécissement; puis, tenant d'une main la sonde invariablement fixée, je donnai à la bougie une nouvelle impulsion : elle pénétra dans la vessie, et je retirai la sonde d'argent, désormais inutile.

Cette bougie (du diamètre d'un millimètre trois quarts) était très fortement serrée dans le rétrécissement. Je la retirai au bout de quelques instants, espérant que l'urine s'écoulerait : il ne sortit pas une goutte de ce liquide.

Cependant le malade souffrait beaucoup, non pas des longues tentatives de cathétérisme, mais de la distension considérable de la vessie et de l'insuccès de nos efforts pour le soulager. Je pris alors une sonde flexible du plus petit diamètre ; je l'introduisis dans l'urètre. Elle s'engagea dans le rétrécissement, sans pouvoir le franchir. J'augmentai sa roideur en faisant glisser dans son intérieur, jusqu'à deux centimètres environ de son extrémité, un petit mandrin filiforme légèrement recourbé, en sorte qu'il représentait un arc appartenant à une circonférence de vingt-deux centimètres de diamètre, et ce moyen me permit enfin de pénétrer dans la vessie. Je retirai le petit mandrin; l'urine s'écoula, d'abord par une succession de gouttelettes, puis par un jet extrêmement délié, et qui ne s'arrêta qu'au bout de vingt minutes.

Bien avant ce temps, le malade avait éprouvé un soulagement considérable. En pareil cas, j'ai presque toujours remarqué que la douleur cessait pour ainsi dire aussitôt que sortaient les premières gouttes d'urine. Peut-être faut-il attribuer ce fait à ce que la certitude qu'éprouvent les malades d'être promptement débarrassés de leurs souffrances, met fin à leurs angoisses et à leur anxiété.

Le lendemain, je trouvai M. C. dans un très bon état. L'urine s'était facilement écoulée par la petite sonde que j'avais laissée à demeure. Celle-ci n'était plus serrée dans le rétrécissement. Je la retirai, et je fis pénétrer successivement à sa place plusieurs bougies graduées, dont la dernière avait environ deux millimètres de diamètre. Mais, à mesure qu'elles franchissaient l'obstacle, j'éprouvais une sensation particulière qui me confirmait de plus en plus dans la pensée que le rétrécissement opposerait à la dilatation une grande résistance. Le malade avait très peu souffert. Je le quittai avec l'espoir qu'en raison du léger élargissement obtenu dans cette séance, il urinerait naturellement jusqu'au lendemain.

Trois heures après, il me fit appeler. Depuis mon départ, il n'avait pas uriné, et il avait inutilement essayé d'introduire la petite sonde. Je la fis cependant pénétrer dans la vessie sans difficulté; mais cette fois, tenant compte de l'ancienneté de la maladie, des nombreuses cautérisations qui avaient été pratiquées, et de la dureté que j'avais cru reconnaître dans le rétrécissement, je me décidai à laisser les sondes à demeure jusqu'à ce qu'elles eussent atteint un diamètre de trois millimètres. Nous y arrivâmes au bout de trois jours. Le malade urinait assez librement; je le laissai reposer, et le cinquième jour après l'accident pour lequel j'avais été appelé, nous commençâmes la dilatation au moyen des bougies graduées.

La résistance de l'obstacle, la susceptibilité nerveuse du malade, me forcèrent, dans le principe, à n'avancer que très lentement. A la cinquième séance, nous n'avions encore obtenu que trois millimètres et demi. Je fis usage, à partir de quatre millimètres, des bougies métalliques: elles paraissaient moins douloureuses, et causer moins d'irritation que les autres. Je terminerai rapidement l'histoire de ce traitement, qui dès lors ne présenta rien de remarquable. Je retrouve seulement dans mes notes qu'à cinq millimètres et à sept millimètres et demi, je rencontrai une résistance si grande, que pendant trois ou quatre séances je ne pus faire aucun progrès.

Vers la fin du troisième mois, M. C. ne ressentait plus aucune espèce de douleur. Il s'introduisait facilement une bougie métallique de neuf millimètres de diamètre. Je l'engageai à répéter de temps à autre cette petite opération; et il est probable qu'il aura suivi mes conseils, car, depuis lors, deux ans se sont écoulés, et je ne l'ai point revu.

Ce traitement paraîtra peut-être très long. Je me bornerai à remarquer que les difficultés avaient été fort augmentées par l'ancienneté de la maladie et par l'emploi réitéré du nitrate d'argent.

Quant au malade, non seulement il n'éprouva aucun accident, mais, à l'exception des premiers jours, consacrés à le préserver d'une rétention d'urine complète, il vit sa santé s'améliorer graduellement, sans qu'il eût à prendre d'autre soin que de se rencontrer quelques minutes avec moi tous les jours ou tous les deux jours.

ONZIEME OBSERVATION.

Rétrécissement fort ancien traité plusieurs fois par la cautérisation. Guérison obtenue en deux mois et demi par les bougies graduées.

M. B., d'une haute stature, d'un tempérament sanguin, avait toujours joui d'une santé générale très satisfaisante : cependant il était tombé dans la plus profonde tristesse par suite d'une affection de l'urètre, dont désormais il désespérait de guérir.

A partir de sa première jeunesse, il avait contracté tant de blennorrhagies, qu'il en ignorait presque le nombre. A trente ans il commença à éprouver de la difficulté à uriner. Il consulta un chirurgien, qui, après avoir constaté plusieurs rétrécissements, les traita par des cautérisations profondes et répétées. Deux ans après, la maladie était plus intense que jamais. Nouveau traitement dont les effets ne furent pas plus durables.

M. B. était fort découragé. Non seulement il n'urinait qu'avec une peine extrême, mais depuis qu'il avait été cautérisé il ressentait dans la région du périnée une douleur assez vive et presque constante. On lui proposa alors la scarification. La première incision fut très douloureuse; pendant huit jours il ne put supporter l'introduction de la plus faible bougie, et il renonça à ce moyen comme à la cautérisation.

Quand M. B. vint me consulter, il était âgé de quarante-deux ans. Malgré toutes les apparences d'une constitution très robuste, il ne vivait que de privations et se croyait condamné à souffrir toujours.

Je m'efforçai de chasser de son esprit ces tristes préoccupations en lui promettant une guérison peut-être fort lente, mais qui me paraissait presque certaine.

En raison de l'extrême étroitesse du rétrécissement, je dus employer en commençant des bougies très fines et légèrement coniques. Une fois introduites dans l'obstacle, elles y étaient serrées avec beaucoup de force : aussi nos progrès furent-ils peu rapides. Après vingt jours de traitement, à peine pouvions-nous introduire une bougie cylindrique de trois millimètres et demi. Déjà j'avais pu constater, outre le premier rétrécissement situé à neuf centimètres, un second à douze centimètres et demi. Huit jours après, la dilatation fut portée à quatre millimètres. Là, nous fûmes arrêtés par une grande résistance, opposée principalement par le premier rétrécissement. Pour la vaincre sans violence, je fis usage des bougies métalliques espacées par douzième de millimètre, et je laissai souvent deux ou trois jours d'intervalle entre nos séances. Un peu plus tard, les difficultés étant moins grandes, je repris la progression par sixième de millimètre. Mais toutes les fois que je remarquais des symptômes d'irritation, j'avais grand soin de laisser reposer le malade, convaincu qu'en pareil cas l'introduction des bougies n'aurait eu d'autre effet que de nous retarder encore.

Enfin, après deux mois et demi de traitement, nous arrivâmes à une dilatation de dix millimètres. Je crus devoir la pousser aussi loin, d'abord parce que la conformation du malade s'y prêtait, puis aussi parce que, dans les points qui correspondaient aux deux rétrécissements, je rencontrais toujours une virole très dense.

En résumé, M. B. avait fort peu souffert. Jamais, par

suite de notre traitement, il n'avait été forcé de garder la chambre, même une demi-journée. Il urinait avec la plus grande liberté, mieux, disait-il, qu'il ne l'avait jamais fait. Il s'introduisait facilement une bougie de dix millimètres.

Pour compléter et confirmer sa guérison, je lui recommandai très expressément de pratiquer cette opération au moins une fois par mois, dans les premiers temps; et c'est probablement au soin avec lequel il a suivi mes conseils qu'il doit d'être depuis trois ans à l'abri de tout récidive.

Longtemps encore après notre traitement, ce malade se plaignait d'éprouver toujours, quoique moins vive, cette sensation douloureuse dans la région du périnée qui était survenue après la première cautérisation. Enfin elle a complétement cessé, et le moyen qui m'a paru le plus efficace pour la combattre fut de prescrire matin et soir un quart de lavement froid.

Il me serait facile de transcrire ici un grand nombre d'observations plus ou moins analogues à celles qui précèdent, mais cela me paraît inutile. Je me suis borné à rapporter ce que l'expérience m'a appris; c'est à mes confrères, pour lesquels seuls j'écris, d'apprécier, d'après leur propre pratique, si j'ai bien vu. De leur assentiment résultera, je l'espère, la démonstration à laquelle j'attache le plus de prix.

Rappelons-nous maintenant le principe que nous avons établi. Le traitement des rétrécissements de l'urètre doit avoir pour but, avons-nous dit, d'arriver graduellement, avec sûreté et peu de douleur, à une dilatation qui sera consolidée par l'introduction des bougies à des intervalles de plus en plus éloignés; cette dernière précaution permettant seule de compter sur une guérison durable. Il restera maintenant à examiner les deux propositions suivantes, qui résument tout ce que j'ai avancé jusqu'ici : La méthode que je conseille est-elle applicable au plus grand nombre des cas? Offre-t-elle les avantages que je lui ai attribués?

Relativement à la première question, je me bornerai à faire observer que le succès dépend surtout de la multiplicité des bougies et de leur graduation régulière; que l'habileté manuelle du chirurgien l'accélère et le facilite. S'il se rencontre des exceptions, à mesure que le temps fera justice des faux systèmes et éteindra leurs fâcheuses conséquences, elles deviendront de plus en plus rares.

Quant à la seconde proposition, l'objection principale sera tirée de la durée du traitement; mais, remarquons-le bien, cette lenteur n'est qu'apparente.

Le chirurgien n'est nullement astreint à parcourir invariablement toutes les divisions de la filière.

Lorsque les circonstances le permettront, il franchira plusieurs degrés de l'échelle. En outre, il n'éprouvera point dans sa marche les interruptions si fréquemment occasionnées par l'inflammation que fait naître le séjour des bougies : aussi ne suis-je pas convaincu que la maladie exige pour sa guérison un plus grand nombre de jours dans la nouvelle méthode que dans l'ancienne. Mais en admettant cette hypothèse, la question de temps ne serait nullement décidée.

En effet, chaque séance se trouve réduite d'une heure ou deux à quelques minutes. Certes, il serait puéril d'additionner de part et d'autre la somme des heures consacrées au traitement, et de tirer de là un argument en faveur de mes opinions. Mais n'est-ce pas le dérangement apporté dans ses habitudes, l'impossibilité de vaquer librement à ses affaires, qui font redouter au malade un long traitement? Or, ici ces inconvénients disparaissent; l'observation des simples règles d'hygiène est ordinairement suffisante.

A ce sujet, pendant longtemps mon étonnement fut grand. Surpris de ne rencontrer presque jamais d'inflammations, je cherchai l'explication de ce fait dans la nature particulière des individus que je soignais; mais, à mesure que mes observations se sont multipliées, j'ai dû me rendre à l'évidence, et reconnaître là un des effets de la méthode que je suis.

Enfin je ferai valoir un dernier argument auquel j'attache une grande importance. Quelque traitement que l'on ait adopté, si le chirurgien n'enjoint pas au malade de maintenir la guérison par des soins convenables, ou bien si ses conseils ne sont pas suivis, il est probable qu'après un temps variable la maladie se reformera. Je sais combien est vaste et compliquée la question des récidives. Elle ne peut être résolue que par des chiffres recueillis après de longues périodes; car chaque système, j'en suis convaincu, fournirait, en nombres variables, d'heureuses exceptions. J'ai donné des soins à des malades affectés de rétrécissements fort graves dont la guérison fut rapide. Soit par incurie, soit que la simplicité d'un premier traitement leur eût laissé peu d'appréhension pour un second, plusieurs années s'écoulèrent sans qu'ils prissent les précautions, pour ainsi dire hygiéniques, que je leur avais très instamment recommandées; et cependant, au bout de ce temps, ils ne ressentaient encore aucune atteinte de leur ancienne maladie. Des exemples de ce genre, je le répète, seront toujours pour moi exceptionnels, et ne sauraient, quoique nombreux, ébranler ma conviction.

Mais, si la reproduction du rétrécissement est un fait commun à tous les procédés chirurgicaux, quelle différence dans les résultats!

Voici deux malades qui, au bout d'un même laps de temps, viennent de nouveau réclamer les secours de l'art. Leur position est identique en apparence : vous constatez de part et d'autre un rétrécissement de même diamètre.

Cependant vous apprenez que le premier a été traité par la dilatation, tandis que le second a subi diverses opérations; par exemple, qu'il a été cautérisé avec persévérance. Lorsqu'ils vous interrogeront sur la durée probable de vos soins, fixerez-vous approximativement à chacun une limite semblable? Certes, l'erreur serait grande.

Si, du moins quoique bien plus lentement obtenue,

dans le second cas, la guérison devait être semblable de part et d'autre ; mais ce n'est pas impunément qu'on aura favorisé la formation dans l'urètre du tissu de cicatrice.

Lors même que vous aurez obtenu une dilatation considérable, le second malade ne sera peut-être pas encore délivré de tous ses maux ; il se plaindra de douleur, de pesanteur dans la région du périnée ; trop heureux, souvent, s'il voit disparaître, à force de soins et de patience, ce que j'appellerais plus volontiers une infirmité qu'une maladie !

Ainsi donc, eu égard à la fréquence et à la gravité variable des récidives, le meilleur traitement sera celui qui *modifiera le moins la vitalité de l'urètre.*

J'emploie ici à dessein cette expression un peu vague, qui, entre les mains des cautérisateurs, a joué longtemps un grand rôle. Comment ont-ils pu faire prévaloir leur système, frappé qu'il était de réprobation par les esprits vraiment chirurgicaux de l'époque? je l'ignore. Mais ce qui me paraît plus bizarre encore, c'est la singularité de leur argumentation. Quand on leur demandait : Pourquoi cautérisez-vous? Accepter franchement la discussion et s'attacher à prouver comment la cautérisation, mieux que la dilatation, faisait disparaître les symptômes de la maladie, c'était s'avouer vaincus. Aussi, à toutes les questions, ils répondaient que le nitrate d'argent *modifie la vitalité.* Or, c'est pour cela précisément que l'emploi de cet agent me paraît exclusivement préjudiciable.

Malgré tous les avantages attribués originairement à la cautérisation, la plupart des chirurgiens reconnurent enfin que la méthode de Ducamp, très ingénieuse sans doute, ne répondait pas aux exigences de la pratique. On essaya alors d'inciser les rétrécissements ; on crut de nouveau avoir trouvé la solution définitive du problème, et la scarification fut prônée avec le même enthousiasme qu'avait inspiré jadis la cautérisation. Nous fûmes loin de partager ces espérances, qu'expliquait seulement à nos yeux le besoin de trouver un remède efficace contre une maladie aussi rebelle.

En effet, si l'on analyse la manière d'agir des scarifications, on voit qu'elles ne peuvent concourir à la dilatation de la partie rétrécie qu'à une condition: c'est que les lèvres de l'incision seront tenues écartées pendant tout le temps nécessaire à la cicatrisation. Sans cette précaution, la plaie produite par le scarificateur se réunira par première intention ou bien après avoir suppuré pendant quelques jours, et le rétrécissement reparaîtra.

Remarquons en outre que la présence d'un corps dilatant dans l'urètre est nécessaire pendant longtemps encore, alors même que la cicatrisation sera complète, car il faut s'opposer à la rétraction du tissu inodulaire qui sépare les deux bords de l'incision. N'est-ce pas ce que nous voyons journellement se passer sous nos yeux lorsque l'on pratique la section des brides ou des cicatrices vicieuses, lorsque l'on cherche à remédier au rétrécissement spontané ou accidentel des orifices naturels, tels que la bouche, les narines, l'anus, etc. ? Ne sait-on pas qu'un simple débridement n'aurait aucune chance de succès ?

Mais si l'interposition d'un corps étranger entre les lèvres de la plaie, après l'incision, est un précepte absolu, ce moyen, hâtons-nous de le dire, échoue souvent malgré tous les soins imaginables. C'est là ce qui a engagé les chirurgiens à modifier à l'infini les procédés opératoires proposés pour combattre les difformités dont nous parlons; c'est là ce qui a donné naissance aux méthodes très ingénieuses de M. Dieffenbach et de M. Jobert.

Enfin, pour citer un exemple qui offre avec les rétrécissements de l'urètre la plus frappante analogie, l'incision des rétrécissements valvulaires du rectum n'échoue-t-elle pas constamment ? Dans ce cas cependant il est facile de conduire avec une extrême précision l'instrument qui divise le cercle rétréci, de donner aux débridements une étendue convenable, de placer à demeure des corps dilatants, etc.

Si donc la reproduction du rétrécissement du rectum, à la suite du traitement par l'incision, est la règle (et nous ne craignons pas d'affirmer qu'une observation attentive justifie cette proposition), comment pourrait-il en être autrement pour les rétrécissements de l'urètre, qui opposent à l'application de la même méthode des difficultés beaucoup plus grandes? Est-il toujours facile de savoir en pareil cas ce que l'on incise? Lorsque le rétrécissement n'occupera point toute la circonférence du canal, l'opérateur pourra-t-il toujours avec certitude agir sur les tissus altérés et respecter ceux qui ne le sont pas? Donnera-t-il à l'incision une étendue et une profondeur convenables? Les douleurs, le spasme de l'urètre, ne s'opposent-ils pas souvent, après l'opération, à l'introduction des bougies dans le canal?

Nous nous sommes borné à apprécier d'une manière générale les chances de succès du traitement par les incisions; mais comme de cette discussion il résulte pour nous qu'il doit être abandonné, il serait superflu d'exposer longuement les accidents qu'il peut produire.

Nul doute qu'un grand nombre de malades ne guérissent après avoir été scarifiés; mais la scarification, remarquons-le bien, est toujours unie à la dilatation. A celle-ci, selon nous, appartient le succès; l'autre est dans le traitement un temps inutile et dangereux.

Pour démontrer plus complétement encore les avantages de la méthode que j'ai exposée, il conviendrait peut-être d'établir un parallèle entre elle et les autres systèmes de traitement; d'énumérer les souffrances qu'ils imposent aux malades, contraints souvent de s'aliter, et les divers accidents qui entravent la guérison. Mais les médecins suppléeront facilement à cette lacune. Quant aux personnes étrangères à la science, il ne m'appartient pas de guider leur choix et de les préserver d'erreurs que je déplore.

Interrogée avec soin, l'anatomie pathologique conduit aux mêmes conclusions que la thérapeutique.

Pour examiner, après la mort, l'urètre d'un individu atteint de rétrécissement, voici en général comment on procède. Après avoir reconnu avec une sonde l'obstacle déjà constaté pendant la vie, on détermine sa position; puis on incise dans toute sa longueur la paroi supérieure du conduit. Les personnes habituées à ce genre de recherches savent que souvent, au premier aspect, le rétrécissement a disparu; on croirait avoir sous les yeux un urètre sain. Mais si, se reportant au point qui devait être le siége de la maladie, on l'étudie plus attentivement; si, par exemple, saisissant avec des pinces, au niveau du rétrécissement, les deux bords du canal incisé, on exerce une traction transversale, on n'obtient aucune espèce d'allongement. Au contraire, dans les parties saines, l'extension est facile et considérable : c'est que le tissu des rétrécissements est, par sa nature, un des plus dépourvus d'élasticité qui se rencontrent dans l'économie.

Contre cette vérité pratique sont venues s'annihiler bien des conceptions aussi ingénieuses que séduisantes. Naturellement on est assez porté à se représenter un rétrécissement comme une virole élastique. Partant de ce principe absolument faux, on s'imagine qu'on obtiendra un agrandissement de diamètre en exerçant une traction méthodique dirigée du centre à la circonférence. Enfin, pour compléter ce raisonnement, on maintiendra la dilatation assez longtemps pour vaincre la prétendue élasticité et rendre durable l'effet obtenu.

Quand je commençai l'étude des rétrécissements de l'urètre, j'ai payé mon tribut à ce genre d'erreur, d'autant moins excusable que j'étais parfaitement édifié sur la partie anatomique du problème. Assurément les tissus que j'avais si souvent observés n'étaient point de nature à se prêter à une dilatation immédiate, quelque rationnelle qu'elle pût être au point de vue mécanique, et cependant c'est vers ce dernier résultat que je dirigeai d'abord mes recherches.

Malheureusement, dans les sciences médicales[1], soit en raison de leur complication, soit imperfection de notre esprit, il en est souvent ainsi. Rarement la théorie seule décide *à priori* une question pratique, et son rôle se réduira peut-être longtemps encore à justifier les solutions trouvées par l'observation.

RÉSUMÉ.

1° La guérison radicale des rétrécissements de l'urètre s'entend de deux manières :

L'une absolue, dans laquelle on suppose que, le traitement une fois terminé, le malade est exempt à tout jamais, non seulement des accidents, mais des plus légers soins relatifs à son affection. Cette signification ne peut être adoptée que par le vulgaire.

Dans l'autre signification pratique et médicale, le mot guérison exprime la cessation complète de tous les symptômes morbides, avec la faculté d'en prévenir le retour au moyen de quelques soins hygiéniques. C'est le sens médical qu'il convient d'adopter ; l'autre est chimérique.

2° La dilatation méthodique, telle que nous la proposons, résout très simplement le problème dans sa véritable acception.

3° Les douleurs qu'elle impose au malade sont pour ainsi nulles.

4° Pendant la durée du traitement, le malade peut vaquer à ses affaires, sans être exposé à aucun accident inflammatoire direct ou métastatique.

5° La durée du traitement est d'un mois à six semaines ; chaque séance n'exige qu'une ou deux minutes.

6° Les récidives, dues constamment à l'incurie des malades, sont peut-être moins fréquentes, mais toujours infiniment moins graves que lorsque l'on a pratiqué diverses opérations laissant après elles des cicatrices dans l'urètre.

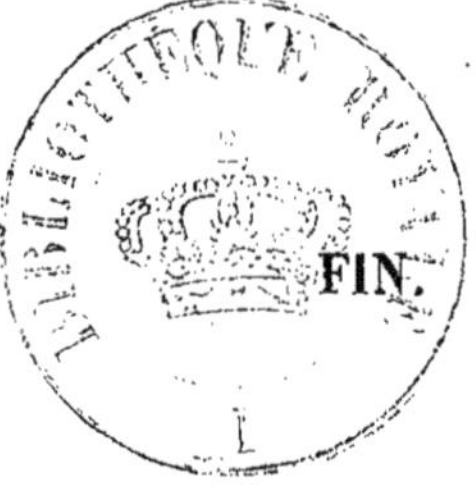

FIN.

www.ingramcontent.com/pod-product-compliance
Ingram Content Group UK Ltd.
Pitfield, Milton Keynes, MK11 3LW, UK
UKHW012250240726
13966UKWH00004B/1361

9 782011 904263